S15-116

DE LA

GRAVELLE SIMULÉE

CHEZ UNE HYSTÉRIQUE

PAR

Félix CRAMBADE

DOCTEUR EN MÉDECINE

MONTPELLIER

IMPRIMERIE Gustave FIRMIN, MONTANE et SICARDI

Rue Ferdinand-Fabre et quai du Verdanson

1904

DE LA

GRAVELLE SIMULÉE

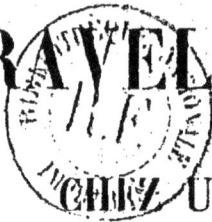

CHEZ UNE HYSTÉRIQUE

PAR

Félix CRAMBADE

DOCTEUR EN MÉDECINE

⚬

MONTPELLIER

IMPRIMERIE Gustave FIRMIN, MONTANE et SICARDI

Rue Ferdinand-Fabre et quai du Verdanson

1904

A MON PÈRE ET A MA MÈRE

MEIS ET AMICIS

F. CRAMBADE.

A MON PRÉSIDENT DE THÈSE

M. LE PROFESSEUR ESTOR

F. CRAMBADE.

L'hystérie, dont le sexe féminin a le monopole à peu près exclusif, a, entre autres caractères, celui de se traduire chez les malheureuses victimes qu'elle tient sous sa dépendance, par des perversions d'idées qui les poussent aux actes les plus insensés, aux folies les plus bizarres.

Parmi leurs nombreuses manies, une de celles que les auteurs ont le mieux étudiée, est relative à l'introduction dans les cavités naturelles, de corps étrangers qui varient suivant le hasard ou les fantaisies de leur imagination déréglée. Les cas d'aiguilles, d'épingles, avalées par des hystériques sont innombrables, et nous croyons qu'il y a peu de chirurgiens qui n'aient eu dans leur carrière maintes fois l'occasion d'extirper du corps de ces névropathes, un ou plusieurs de ces objets anormaux, objets qui finissent par constituer un musée pathologique aussi surprenant que bizarre. Sondes uréthrales, fers à friser, tiges de bois, de fer, lanières de cuir, douilles de cartouches de revolver, et surtout épingles à cheveux... tous ces corps ont servi à la relation d'observations intéressantes.

A cette série déjà si longue d'observations, à notre tour, nous devons en ajouter une nouvelle, que nous a communiquée M. le professeur Estor.

Il s'agit d'une hystérique qui, à plusieurs reprises, s'est introduit des cailloux dans l'urèthre. Bien que quelques auteurs aient signalé un fait analogue, il nous semble que la majorité *de ceux qui se sont occupés de la question, en ont tiré une esquisse tout à fait incomplète, ou bien (en vertu même de cette prédisposition qu'ont les hystériques à vouloir se rendre intéressantes) se sont laissés tromper par leurs malades et les ont considérées comme des graveleux ordinaires. D'autrs enfin, en présence du fait bizarre qui s'offrait à eux, se laissant séduire par leur imagination, ont cherché à étayer sur des arguments tout à fait hypothétiques, l'existence chez leur patiente d'une affection qu'en réalité elle n'a point.*

Pour nous, la tâche que nous nous sommes assignée a été la suivante : Relater notre observation en la faisant précéder au préalable de quelques considérations générales sur les calculs chez la femme, afin de pouvoir montrer les dissemblances ou analogies qui existent entre les symptômes habituels de la lithiase urinaire ordinaire et ceux présentés par notre malade. En second lieu, citer les quelques observations que nous avons pu rassembler chez les différents auteurs traitant le même sujet. Enfin, en dernier lieu, rapprocher notre observation d'un cas présenté par le docteur Escat au XIIIe Congrès international de médecine à Paris, en 1900, cas qui nous paraît avoir des analogies nombreuses avec le nôtre, bien qu'il soit présenté sous le titre de nephronévrose vaso-motrice et sécrétoire ainsi que l'intitule l'auteur.

Mais avant d'aborder l'étude détaillée du sujet, nous nous faisons un devoir d'exprimer notre bien sincère reconnaissance aux maîtres qui ont dirigé nos études.

Que notre président de thèse, M. le professeur Estor, reçoive nos remerciements. Durant le temps de nos études médicales et durant tout un an passé dans son service, nous avons pu profiter de ses savantes leçons, apprécier sa constante bienveillance ; c'est pour nous un bien doux plaisir que de lui exprimer ici toute notre gratitude.

Nous n'o   erons jamais que M. le professeur Gilis nous

a constamment guidé depuis le début de nos études médicales ; il a été pour nous plus qu'un maître ; qu'il soit assuré de notre reconnaissance.

Enfin, nous manquerions à notre devoir si nous n'adressions ici l'hommage de nos remerciements à M. le professeur-agrégé Vedel pour sa bienveillance à notre égard, à MM. les professeurs agrégés Ardin Delteil et Soubeyran, pour les bons enseignements qu'ils nous ont prodigués.

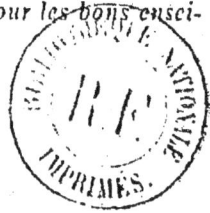

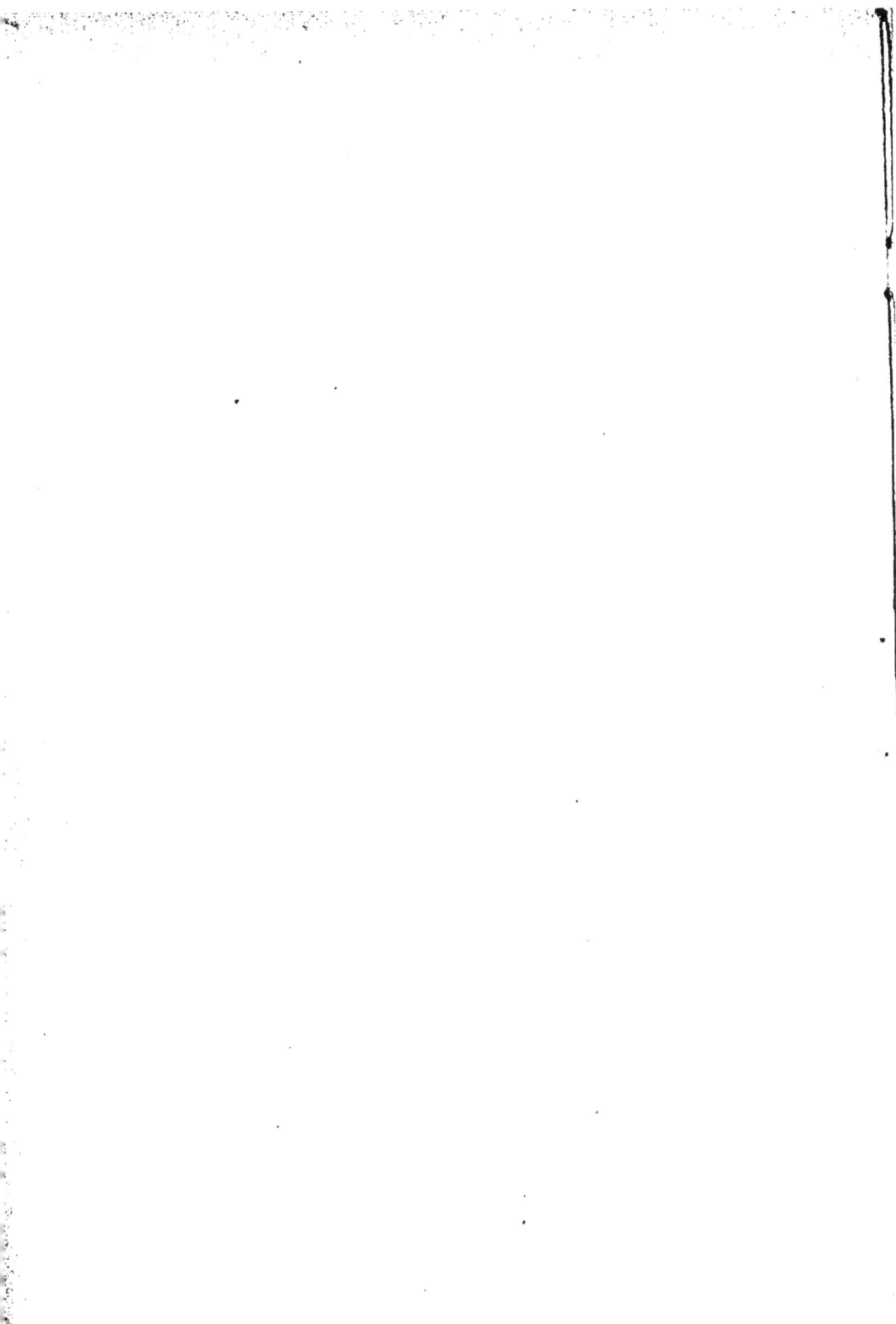

DE LA

GRAVELLE SIMULÉE
CHEZ UNE HYSTÉRIQUE

« La gravelle, nous dit Leroy d'Etiolles, est le premier degré
de la pierre. Elle a pour principal caractère l'excès et le dépôt
des principes solides que tient en dissolution l'urine à l'état
normal. » Ces principes, en se précipitant et en s'agglomérant,
forment des concrétions d'aspect et de volume variables. Leur
composition chimique est assez complexe. Aussi, d'après les
différences qu'ont révélées les analyses dans les divers calculs
urinaires, a-t-on établi plusieurs espèces de gravelle. Néanmoins, trois types se rencontrent de préférence, ce sont : la
gravelle urique, la gravelle oxalique, ces deux premières accompagnant les urines à réaction acide ; la gravelle phosphatique, existant dans l'urine à réaction alcaline et auprès de
laquelle on peut ranger les concrétions de carbonate de chaux.

D'une façon générale, la gravelle urique et la gravelle oxalique, sont les plus fréquentes; la gravelle phosphatique est
beaucoup plus rare. Quant aux concrétions de carbonate de
chaux pur, en rencontrer est un fait tout exceptionnel, qui
paraît même douteux à certains urologistes. Les quelques cas

qu'on en a rapporté sont dus à Smith (*Médic. Chirurg. trans.*, tome XI, p. 14), Samuel Bigelow et Guillon (*Union Médicale,* 1852, p. 222). Deux autres cas, rapportés par Leroy d'Etiolles père, montrent combien, alors qu'on rencontre des graviers composés de cette substance, on doit redouter la supercherie.

Voici un des cas rapportés par Leroy d'Etiolles. C'est celui qui nous a paru le plus intéressant :

« A Vichy, M. Durand Fardel me présenta en juillet 1856, le jeune B..., garçon de quinze ans, jeune collégien. Le malade rendait au collège, disait-il, des pierres, avec de grandes douleurs et de grands efforts. Je les ai examinées ; c'était de petites billes de carbonate de chaux, blanches comme de la craie pure la plus friable, ayant tous les caractères physiques de cette substance, et avec lesquelles on pouvait écrire au tableau noir sans appuyer ; elles faisaient une bruyante effervescence avec les acides minéraux, etc... J'ai cru tout d'abord à une supercherie de la part de ce jeune garçon, d'apparence indolente, que les accidents prenaient seulement au collège. Mais des motifs plus sérieux m'ont en outre poussé à faire cette supposition. La rareté excessive de cette substance excrétée par le rein, l'absence totale de troubles dans la sécrétion urinaire, l'acidité naturelle de l'urine, l'absence de douleur dans le rein et dans la vessie, la description peu naturelle des symptômes éprouvés par le malade, son embonpoint, son air de santé, même aussitôt après les crises et l'évacuation de ces graviers, tout enfin m'a persuadé que nous avions affaire à un petit fourbe qui s'était introduit à l'entrée de l'urèthre des morceaux de craie, qu'il faisait ensuite ressortir en pressant avec les doigts le conduit, derrière les corps étrangers. »

Universellement répandue, la gravelle est beaucoup plus rare chez la femme que chez l'homme. Celse est le premier qui ait parlé de cette affection chez la jeune fille. Dans leurs ouvrages, Aétius, Rhazès, lui consacrent quelques lignes. La rareté de la maladie dans le sexe féminin a été attribuée à plusieurs raisons : à la sobriété naturelle de la femme, à la brièveté du canal de l'urèthre, qui permet aux concrétions descendues des reins ou formées dans la vessie, d'être éliminées avec une grande facilité.

Morand et Thornill (*Traité de la taille au haut appareil,* 1728), Van der Gracht, de Lille, Lecat (3ᵉ partie, planche III, figure 3), rapportent des observations de pierres volumineuses expulsées par les seuls efforts de la nature. Dans l'observation de Lecat, notamment, la pierre expulsée par une dame de Florence ne pesait pas moins de 184 grammes, avait neuf centimètres de long, cinq centimètres et demi de large, et quatre centimètres et demi d'épaisseur.

Irrégulières, bizarres, capricieuses, quand elles ont pris naissance dans les cavités anfractueuses du rein sur lesquelles elles se moulent en les déformant, les concrétions se rapprochent assez de la forme ovale lorsqu'elles se sont développées dans la vessie. Mais il est un fait à remarquer, c'est qu'alors même que leur surface soit bosselée ou hérissée d'aspérités, l'ensemble de leur forme est presque toujours sphérique.

Au point de vue du nombre des concrétions, celles-ci peuvent être excessivement nombreuses. Chopart (*Traité des maladies des voies urinaires,* t. I, 1821), de Heer, (*Spadacrene,* cap. IX, p. 78), Fabre de Hilden (*De lithotom.,* cap. II, p. 27), ont rapporté des observations très intéressantes à ce sujet. Dans l'espace de quelques jours, leurs malades avaient rendu trois, quatre, et même six cents pierres.

La présence de calculs dans le rein, la vessie ou l'urèthre d'un individu, bien que pouvant passer inaperçu pendant un certain temps, se manifeste bientôt par des troubles qui attirent l'attention du malade et appellent le diagnostic du médecin. Si le calcul siège dans le rein, trois cas peuvent se présenter ultérieurement : ou bien le calcul se mobilise, s'engage dans l'uretère en produisant un ensemble de symptômes qui constituent la colique néphrétique ; ou bien, il est immobilisé, provoque des douleurs lombaires, des hématuries, et quelquefois un accident redoutable, l'anurie.

La colique néphrétique se présente avec une netteté telle qu'il est presque impossible, avec un peu d'attention de la confondre avec les différentes affections qui peuvent la simuler.

Les douleurs lombaires, l'hématurie, suffisent pour étayer le diagnostic d'un gros calcul engagé dans le rein. Reste l'anurie. Celle-ci peut provenir de plusieurs causes : tout d'abord, d'absence du rein ; 2° d'altération calculeuse ; 3° par atrophie rénale ; 4° par oblitération des uretères (Legueu, *Gazette des Hôpitaux,* 8 août 1891) ; enfin, il en existe une autre sorte bien plus difficile à expliquer que les précédentes : nous voulons parler de l'anurie hystérique. D'une façon générale, tous les auteurs s'accordent pour considérer l'anurie comme un symptôme fâcheux, entraînant un pronostic très grave. Dieulafoy, dans son *Manuel de Pathologie interne,* admet que la guérison, abstraction faite des opérations, n'atteint que le chiffre infime de 28 p. 100 : « L'anurie, dit-il, qui persiste durant vingt-quatre heures, doit déjà donner de vives craintes ; si l'anurie persiste quarante-huit heures, la situation est périlleuse ; après le 3° jour, il faut prendre une décision et intervenir. »

Les calculs vésicaux manifestent leur présence par des signes distincts, dont l'ensemble a une signification diagnostique très importante : c'est d'abord une douleur derrière le pubis, des envies fréquentes d'uriner ; l'interruption brusque du jet qui se produit lorsque le calcul vient obturer l'orifice interne du canal de l'urèthre, la rétention complète d'urine, lorsque la pierre est engagée dans le canal. La couleur de l'urine est modifiée ; après une marche forcée, une course à pied où à cheval, l'urine est souvent rosée ou rougie. Des hématuries terminales sont fréquentes. Enfin, le cathétérisme, la radioscopie, la cytoscopie, nous donnent des renseignements certains sur la présence du calcul.

Les calculs uréthraux se présentent chez la femme avec une symptomatologie spéciale. C'est d'abord une sensation de gêne, de pesanteur, de chaleur au niveau de la vulve, une cuisson exagérée par la marche, des envies fréquentes d'uriner, l'émission après la miction de quelques gouttes d'urine. Puis, une certaine difficulté pour s'asseoir, ou bien une fois assise, une sensation d'un corps dur appuyant sur la vulve. Celle-ci est très sensible à la pression. Coït impossible.

Tels sont les principaux symptômes, et l'aspect général que nous présente la *lithiase vraie;* nous disons vraie, car à côté de celle-ci, il en existe une autre qui se présente peut-être avec des symptômes à peu près identiques, mais qu'il est beaucoup plus difficile de dépister, car les malades, loin de faciliter le médecin dans la recherche des signes de la maladie, ne cherchent qu'à détourner les soupçons par des récits mensongers. C'est le cas de ces gens qui, pour satisfaire des instincts pervers, s'introduisent des corps étrangers dans l'urèthre, qui « exploitent ainsi les derniers réflexes dont disposent leurs organes génito-urinaires, pour provoquer l'orgasme vénérien ». C'est encore les *hystériques* qui, dans le but de se rendre intéressants, prennent un malin plaisir à laisser le chirurgien déceler dans leur urèthre ou dans leur vessie, le corps étranger qui varie suivant les fantaisies de leur imagination déréglée. On comprendra combien la tâche du médecin est délicate, en présence de ces faits. Aussi n'a-t-il jamais assez de circonspection avant de porter un diagnostic qui, s'il est faux, fait tressaillir d'aise la malade. « Aussi, peu importe au médecin, nous dit Poulet, que l'histoire soit vraie ou fausse, si invraisemblable qu'elle puisse paraître, il faut tout accepter sans

émettre le moindre doute, pour arriver à avoir quelques éclair-
cissements. » Les observations qui suivent montrent claire-
ment cette dissimulation chez les hystériques, et peuvent être
présentées comme des cas typiques de ce que nous avons cru
devoir appeler plus haut la lithiase urinaire fausse.

OBSERVATIONS

OBSERVATION PREMIÈRE

(Service de M. le professeur Estor.)

Gravelle hystérique caractérisée par l'émission d'un grand nombre de calculs essentiellement constitués par de la silice. Les calculs introduits dans l'urèthre par la malade étaient empruntés au mur de la chambre.

Mme S..., salle Fuster, est entrée le 25 décembre 1900.

Antécédents héréditaires. — Mère morte cardiaque (38 ans), père mort d'une pneumonie (48 ans). Pas d'antécédents névropathiques. Un frère bien portant. Une sœur qui souffre souvent de l'estomac.

Antécédents personnels. — Bonne santé habituelle. Mariée à 16 ans. Il y a 6 ans, époque à laquelle la malade sèvre un bébé, se produit la première crise d'hystérie. Elle a nourri avec succès deux enfants. Durant le nourrissage, qui a précédé la première crise nerveuse, elle s'est beaucoup surmenée. Depuis, les crises se sont souvent reproduites. Le 2 novembre 1899, hémorragie uréthrale abondante, qui a duré trois jours.

Nouvelles hémorragies durant les mois de novembre et de décembre. Ces hémorragies, s'accompagnant de vives douleurs, nécessitent le séjour au lit. La malade était à cette époque extrêmement faible, et ne pouvait supporter que très peu d'alimentation. A la même époque, épistaxis. Au mois d'avril,

amélioration; la malade peut sortir en voiture. Au retour de
cette promenade, hématurie. Depuis le commencement d'avril,
la malade, ne pouvant pas toujours uriner, est régulièrement
sondée.

Début de la maladie actuelle. — En avril 1899, le docteur
Marc, de Saint-Hippolyte-du-Fort, pratiquant un sondage,
trouve un calcul engagé dans l'urèthre. Depuis lors, il en a
trouvé un très grand nombre. La malade en a fait jusqu'à
12 ou 15 par jour. En décembre 1900, les calculs tendent à
disparaître.

Etat actuel, le 25 décembre 1900. — Anémie très prononcée.
La malade se nourrit peu. Uréthrorragies. Chaque deux ou
trois jours, hémorragies par la bouche, se produisant sans
effort et sans quinte de toux. Constipation opiniâtre. La malade
urine seule depuis une quinzaine de jours.

Rien aux poumons. Rien au cœur. Insomnie.

Vive souffrance dans les deux régions lombaires, qui nécessitent plusieurs injections de morphine dans la journée.

Ventre ballonné par des gaz. Coliques violentes. Le rein
droit paraît un peu volumineux. Zones hystérogènes. On pro-
cède à l'examen des urines.

Première analyse d'urine		*Deuxième analyse d'urine*	
27 décembre 1900		11 janvier 1901	
Quantité envoyée .	2050 gr.	Quantité envoyée .	2500 gr.
Densité	1012	Densité	1009
Réaction	alcaline	Réaction	acide
Urée	5 gr. 29	Urée	3 gr. 95
Glucoses	0	Glucoses	néant
Albumine . . .	traces	Albumine . . .	légères traces

Examen chimique des calculs, fait par le docteur Moitessier.

« Les pierres qui ont été envoyées au laboratoire ne sont pas des calculs urinaires, mais de véritables pierres de nature siliceuse.

» Ces pierres sont de grosseur très inégale ; la plus grosse a dans sa plus grande dimension 13 millimètres, les plus petites, ont de 2 à 3 millimètres. Leur forme est très irrégulière et diffère d'une pierre à l'autre. On ne peut mieux les comparer qu'aux formes que présentent les pierres cassées sur les routes par le marteau des cantonniers. Quelques pierres présentent des arêtes vives, et des angles extrêmement aigus. Les pierres sont blanches, ou jaunâtres ; certaines ont une surface brillante.

» La dureté de ces pierres est très grande ; essayées à ce point de vue, elles rayent le verre.

» *Composition chimique de ces pierres.* — Elles ne fondent ni ne se charbonnent par la chaleur, et sont essentiellement constituées par de la silice. Fondues avec de la potasse, elles donnent du silicate de potasse qui, repris par l'eau et traité par l'acide chlorhydrique, donne de la silice gélatineuse. Précipité très abondant.

» Les pierres sont insolubles à froid dans les acides minéraux, même concentrés, à part une très légère couche, dont la surface est recouverte inégalement, et qui se dissout avec dégagement de CO_2. Plusieurs pierres ont été essayées au point de vue de la présence des phosphates dans le léger dépôt qui les recouvre ; on a obtenu des résultats négatifs, ce qui montre que ce dépôt n'était pas de nature vésicale.

» Toutefois, en opérant en bloc sur tout le reste des pierres non essayées individuellement, on a trouvé un peu de phosphates dans la dissolution du dépôt par l'acide nitrique étendu.

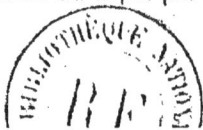

Il est donc possible que quelques-unes de ces pierres aient pénétré et séjourné dans la vessie, et s'y soient recouvertes du dépôt de phosphate terreux qui se forme sur tous les corps étrangers.

» Un lot de petites pierres extraites d'un mur de la chambre de la malade, envoyé au laboratoire quelques jours après les premières, présente avec celles-ci les plus grandes analogies. »

La nature de la maladie établie, Mme S... rentre chez elle le 24 février 1901. Nous devons à M. le docteur Marc, médecin particulier de la malade, qui les a communiquées à M. le professeur Estor, les renseignements qui suivent et qui complètent cette intéressante observation.

« Une fois la malade rentrée, dit le docteur Marc, mon premier soin fut de prévenir le mari de la supercherie. Mais M. S... se refusait absolument à croire à la simulation, et doutait des analyses. Ce n'est que lorsque j'ai pu lui rendre évidente l'analogie des soi-disants calculs avec les graviers du mur de la chambre, qu'il a admis la chose. Il s'est alors rappelé avoir surpris une ou deux fois sa femme, en chemise, et en état de crise, étendue sur une chaise, à côté de l'armoire à linge. Ses souvenirs lui ont représenté avoir vu plusieurs fois des débris de plâtres sur le sol, au même endroit. La tapisserie avait été en effet adroitement soulevée, à hauteur d'homme, monté sur une chaise, et derrière le lambeau de tapisserie, se trouvait un trou profond de 7 à 8 centimètres, et large d'autant.

» Entre temps, les calculs reparurent deux ou trois fois dans l'urèthre, après des coliques néphrétiques atroces, mais, comme j'avais rebouché le mur moi-même, et recollé la tapisserie, il fallait chercher ailleurs leur origine. Après quelques recherches, je découvris une nouvelle « carrière ». Celle-ci était dissimulée par une pelote, au-dessus de la table de nuit, et à portée de la main. Comme je n'avais pas voulu débarrasser la malade de ses calculs et que j'avais rebouché le trou fait à la tapisserie derrière la pelote, coliques néphrétiques et calculs disparurent pour ne plus revenir. Les mictions se firent seules et sans cathétérisme. »

Depuis, le docteur Marc nous apprend que la malade était devenue une morphinomane. Cette nouvelle maladie avait été sérieusement traitée et améliorée, après de nombreuses récidives. Sa conclusion, le 13 février 1904, est la suivante : « En somme, la malade est tout aussi hystérique qu'auparavant, mais sans manifestations exagérées de sa névrose, et avec toutes les apparences d'une santé et d'une vie normales. »

Assurément, je crois qu'il nous est permis de présenter cette observation comme un type de dissimulation chez l'hystérique, dissimulation difficile à dépister, car les symptômes habituels de la lithiase urinaire y sont assez nets pour faire croire à la réelle existence de celle-ci. Les vives douleurs dans les lombes, avec irradiations multiples, l'hématurie survenue à la suite d'une promenade en voiture, les difficultés pour uriner, et surtout la présence de graviers qui se trouvaient déjà enrobés dans une légère couche de phosphate de chaux, suffisaient amplement pour établir un diagnostic qui avait beaucoup de chances d'être certain. Sans doute, la malade était hystérique, elle avait eu déjà de nombreuses crises, mais de ce qu'elle était hystérique, et par conséquent portée à des perversions d'idées, il n'était point permis de conclure *a priori*, à la supercherie chez cette personne. Mais s'il n'était point permis de conclure, il était du moins permis de douter, et ce doute ne pouvait mieux être éclairci que par l'examen clinique des calculs.

L'analyse des urines pouvait aussi, jusqu'à un certain point, confirmer ce doute, car, dans les deux analyses faites dans un intervalle assez rapproché, on se trouve en présence d'urines normales. Ce n'est pas là le caractère de l'urine chez les calculeux ; ou bien, elle est franchement acide, et donne lieu à la production de calculs d'acide urique et d'oxalate de chaux, ou bien elle est alcaline et laisse former des calculs de phosphate de chaux.

Enfin, le *nombre* de calculs rendus par la malade (10 ou 15 par jour), durant plusieurs jours, devait paraître anormal. Sans doute, dans certains cas signalés au début de ce travail, des malades ont rendu des quantités considérables de graviers; mais alors, il y avait chez ces malades une véritable crise urinaire, dominée par de violentes coliques néphrétiques, et un ensemble de symptômes que nous n'avions pas ici.

Nous devons en outre signaler que la maladie a été ici dépistée avant *toute intervention chirurgicale;* dans les observations qui vont suivre, nous verrons que cette intervention a été pratiquée même plusieurs fois, avant que le diagnostic véritable ait été établi.

OBSERVATION II

Présentée par A. Lepelletier, de la Sarthe, à l'Académie de Médecine
le 18 mai 1847.

« Mme S..., célibataire, âgée de 35 ans, d'une constitution délicate, d'un tempérament nerveux, lymphatique, d'une petite stature, d'un caractère doux, affectueux, ayant reçu l'éducation la plus chaste, n'avait, dans sa jeunesse, rien présenté d'anormal dans ses goûts, ses habitudes et son genre de vie, si nous en exceptons une constipation habituelle qui, dans l'année 1834, au rapport de la malade et des infirmières de la maison commune qu'elle habite encore aujourd'hui, devint tellement opiniâtre qu'elle se prolongea pendant 15 mois, sans aucune autre évacuation par les voies digestives, que de vomissements quotidiens.

» En 1836, la malade, nous assurent également les infirmières, rend, par l'urèthre, une assez grande quantité de sable et quelques petits graviers, dont plusieurs offrent le volume d'un grain de blé. Nous n'avons point vu ces graviers ; ils n'ont été soumis à aucun examen chimique ; nous indiquons ce fait seulement pour mémoire.

»En 1837, douleur dans la vessie ; le 28 avril, rétention d'urine qui nous oblige à sonder. Cette rétention se reproduisant presque chaque jour, nous chargeons l'infirmière de la maison des soins du cathétérisme. Dans une de ces opérations, elle croit entendre un bruit semblable à celui du choc d'une pierre ; nous sondons la malade couchée, nous n'observons rien de semblable. La malade ne se plaignant pas de souffrir, fut perdue de vue sous le rapport de l'affection calculeuse, et nous lui donnâmes des soins, par intervalles seulement, pour les retours à l'état aigu, d'une duodénite et d'une entérite chronique, dont elle était presque habituellement affectée.

» Au mois de mai 1839, viennent se joindre à la rétention d'urine un sentiment de pesanteur et parfois de déchirement vers le col de la vessie, surtout pendant les efforts pour uriner. Sondant alors avec plus d'attention, et dans plusieurs positions, nous reconnaissons très distinctement le choc d'un corps étranger ; le bruit est sec, se fait entendre dans plusieurs points de la vessie, avec des variantes dans la nature, la force, le volume du son : nous en concluons qu'il existe plusieurs calculs très durs, de volume différent, et généralement peu considérable ; mais nous étions bien loin de soupçonner le nombre et surtout la nature de ces calculs ; après avoir bien établi notre diagnostic, et bien apprécié les dispositions générales et locales, nous proposons une opération. La malade s'y refuse avec une désespérante opiniâtreté ; lorsque nous insistons, en lui faisant voir avec quelle facilité nous pouvons la débarrasser de ses calculs, elle nous répond toujours : « J'aime mieux mourir. »

» Depuis cette époque, jusqu'au 6 juillet 1844, la malade n'urina presque jamais plus sans le secours de la sonde. Dans cet intervalle, nous lui avons fait donner des soins pour des péritonites assez intenses.

»La constitution s'affaiblit, le sujet prend insensiblement toutes les apparences d'une caducité anticipée. Le 6 juillet 1844, vaincue par la souffrance, la malade nous supplie de l'opérer, nous disant alors : « J'aime mieux mourir que d'éprouver plus longtemps d'aussi cruelles douleurs. »

» Le 18, après avoir été sondée et avec douleurs très vives, elle rend successivement deux calculs pesant le plus petit 37 centigrammes, le plus volumineux, 1 gr. 5 centigrammes; ils ont toutes les apparences du silex et donnent des étincelles sous la percussion du briquet. Cette considération n'est pas à perdre de vue. Elle nous fera complètement renoncer à la lithotritie dans les cas où nous pourrions nous décider à cette opération.

» La malade nous poursuit de ses instances; Mme la supérieure de la maison nous demande positivement cette opération; nous y consentons, mais nous déclarons nettement que nous ne prenons pas sur notre responsabilité, les conséquences presque nécessaires de cette opération. Nous la faisons le 16 septembre 1844.

» Nous sondons, afin de reconnaître encore la présence de calculs avant d'opérer. Le canal de l'urèthre est sain ; la sonde le remplit entièrement ; il n'offre ni déchirures ni cicatrices. Nous devons noter ce fait dont on comprendra plus tard l'importance. Le lithotome est ouvert au n° 15, le tranchant de la lame directement tourné vers le pubis; l'incision est pratiquée sans aucun accident. Le doigt indicateur, introduit dans la vessie, constate la présence de calculs moins volumineux, mais beaucoup plus nombreux que nous ne l'avions supposé. Alors,

renonçant à la manœuvre ordinaire de l'extraction, qui devenait trop longue et trop pénible, nous laissons le doigt indicateur de la main gauche dans la vessie, nous ramenons cha-
cun des calculs sur sa face palmaire, où nous le retenons par
une flexion suffisante, nous le saisissons au moyen d'une pince
à polype, et nous en faisons sortir ainsi dix-neuf en très peu
de temps, et sans fatigue pour la plaie ; nous évitons de cette
manière des tâtonnements et des pincements douloureux.
Après nous être bien assuré que la vessie ne contient plus
aucun corps étranger, nous y faisons quelques injections émol-
lientes. Il ne s'est pas écoulé plus de 30 grammes de sang, et
la malade est replacée dans son lit. Le 6 octobre, la guérison
est complète.

» *Examen des calculs.* — Après avoir donné les premiers
soins à la malade, nous faisons laver les 19 calculs ; essayés
indistinctement au briquet, ils donnent tous des étincelles ; ils
ont tous les autres caractères physiques du silex...Tous ces calculs sont de forme irrégulière, à carrures conchodiales, à bords
plus ou moins tranchants, surtout ceux qui ont été rendus. Les
arêtes de ces derniers sont encore très vives ; celles des autres
sont plus émoussées et arrondies par le frottement, ce qui sem-
blerait indiquer que les calculs expulsés ont séjourné moins
longtemps dans la vessie que les calculs extraits par l'opération.

» *Analyse des calculs, faite par M. Guéranger, chimiste de
la Sarthe.* — Je conclus de mes expériences, que les pierres
analysées sont composées de silice, 0,99 de phosphate de
chaux, acide urique, 1, fer, trace ; que les pierres qui font le
sujet de cet examen ont évidemment une origine minérale ;
qu'elles ont la plus grande analogie avec les silex roulés qui
forment une partie des alluvions de la craie ; qu'elles en offrent
la couleur, la dureté, la pesanteur spécifique, la composition
chimique ; seulement, on y trouve d'une manière accidentelle

de l'acide urique et du phosphate de chaux, dont la présence s'explique très bien par le séjour prolongé de la pierre dans la vessie. »

L'auteur, s'occupant ensuite de rechercher l'origine de ces calculs, frappé surtout de ce que l'urèthre ne présente aucune cicatrice, et le vagin non plus, en arrive cependant à conclure à l'introduction volontaire de ces cailloux, opinion que venait corroborer le fait suivant :

« Pour expliquer cette introduction, le somnambulisme, dit-il, s'offre à notre pensée. Nous interrogeâmes la supérieure de la maison, et nous apprîmes qu'en effet cette malade avait offert, de 1834 à 1840, des phénomènes d'un somnambulisme très prononcé; qu'à cette époque elle avait couché dans un petit corps de bâtiment ouvrant sur le jardin. Nos recherches furent aussitôt dirigées de ce côté; nous trouvâmes dans le sable des allées un assez grand nombre de fragments de silex, sinon parfaitement semblables, du moins analogues à ceux que nous avions extrait par l'opération ; et nous arrivâmes ainsi à l'origine, au moins très probable, des calculs rencontrés dans la vessie de notre malade. »

A l'issue de cette communication, M. Nacquart cite un fait analogue qu'il a eu l'occasion d'observer en province. Une femme s'était introduite dans la vessie, par le canal un peu dilaté, un grand nombre de petites pierres, ou cailloux. Le fond du vagin en était complètement rempli. Cette dame, dit-il, se promenait seule la nuit sur le bord de la mer. Or, les cailloux étaient précisément des cailloux siliceux fluviatiles.

OBSERVATION III

(Leroy d'Etiolles. — Traité de la gravelle et de la pierre.)

La jeune M..., grosse et forte fille de vingt ans, avait, depuis deux années, une inflammation de la vessie et de la vulve, pour laquelle de nombreux soins lui avaient été donnés. Elle se plaignait de violentes douleurs en urinant, et on trouvait dans le fond du vase de petits graviers tantôt rouges, tantôt noirâtres, composés d'une matière insoluble dans les acides concentrés, ce qui n'est pas le fait de concrétions vésicales. J'hésitais à me prononcer ; j'avais sondé la malade à plusieurs reprises, sans rien rencontrer dans la vessie. Enfin, je lui fis part de mes doutes. Cette malade vint me retrouver après plusieurs semaines, m'assurant qu'elle avait beaucoup souffert des reins, qu'elle n'avait rien rendu, et qu'en urinant, elle éprouvait plus d'ardeur. M. Guillon et moi, nous nous sommes réunis pour opérer cette jeune fille ; un brise-pierre creux à cuiller a été retiré chargé de trois petits graviers de différentes couleurs, deux rouges et un noir. En les examinant de près, et en les comparant avec les pierres recueillies au fond du vase, je reconnus de petites pierres poreuses composées de lave volcanique mêlée à du granit, comme l'Allier en charrie en énorme quantité. Devant cette supercherie, désormais évidente, je conseillai à la jeune fille de reprendre le chemin de son pays.

OBSERVATION IV

(Leroy d'Etiolles. — *Traité de la grapelle et de la pierre.*)

!l y a six ans, mon père, dit l'auteur, appelé à Etampes, opéra dans un pensionnat une jeune personne qui passait po r avoir la pierre et qui en avait rendu des débris. Plusieurs fois le médecin, et en son absence la supérieure, avaient dû extraire avec des pinces des graviers arrêtés à l'orifice de l'urèthre. En deux séances, la guérison était complète. La nature des fragments de pierre parut suspecte à mon père. La jeune personne n'ayant pas eu de coliques néphrétiques, n'ayant pas de catarrhe, et souffrant depuis peu, on examina de près ces graviers; ils étaient blanchâtres, rugueux, inégaux; l'analyse les trouva formés de carbonate calcaire impur, sans trace de matière organique, ni phosphate. Six semaines plus tard, mon père fut rappelé, et trouva la vessie aussi pleine qu'auparavant. L'existence de cellules servant de réceptacle aux pierres n'était pas supposable. La malade fut débarrassée de nouveau; un dernier examen ne permit plus de douter que ces pierres étaient introduites et provenaient du sol. Elles présentaient absolument tous les caractères du calcaire qui compose les contreforts escarpés de la Beauce, lesquels surplombent Etampes. La supérieure prévenue, la jeune fille fut surveillée, et depuis, les accidents n'ont plus reparu.

Observation V

(Thèse de Paillot. — *Des corps étrangers de la vessie et de l'urèthre*, Paris, 1852.)

Petit Radel rapporte qu'une femme fut taillée cinq fois à l'Hôtel-Dieu, pour des pierres qu'elle avait fait pénétrer par l'urèthre ; c'était pour cette malheureuse un moyen d'exciter la compassion et de gagner sa vie.

Telles sont les quelques observations que nous avons pu recueillir touchant l'introduction de pierres dans l'urèthre et la vessie. On voit combien elles sont peu nombreuses, ceci tenant sans doute à ce fait que beaucoup de ces malades ont été considérés par les chirurgiens comme des graveleux ordinaires.

De plus, toutes ces observations relatent des accidents survenus *ches des hystériques* qui s'introduisent ainsi ces cailloux dans le but de provoquer des opérations chirurgicales qui leur procurent, paraît-il, des sensations agréables.

Dans tous les cas précédents, néanmoins, *la supercherie a* été découverte et prouvée, mais dans d'autres cas les chirurgiens ont été induits en erreur et emportés par leur imagination, ils ont attribué à leurs malades des affections qu'en réalité ils n'ont point. Le fait suivant, publié par le docteur Escat, nous paraît rentrer dans cette catégorie. Nous le relatons *in extenso*, lui laissant le titre que lui a donné l'auteur. Frappé des nombreuses analogies qu'il présente avec notre première observation, nous tâcherons d'établir entre ces deux cas un rapide parallèle qui précèdera nos conclusions.

NÉPHRONÉVROSE VASO-MOTRICE
ET SÉCRÉTOIRE

Polyurie, anurie avec lithiase et migrations calculeuses pendant 8o jours,
Néphrostomie, crises d'azoturie et de lipurie, Guérison complète maintenue
depuis trois mois.

(Par le docteur J. Escat, de Marseille,

chargé de cours des maladies génito-urinaires à l'Ecole de Médecine.)

« Voici une observation bizarre, comme la pathologie *ner-veuse* nous en offre parfois. La complexité des phénomènes observés, leur allure déconcertante, je dirai même paradoxale, offre plus cependant qu'un intérêt de physiologie pathologique. La gravité des accidents et l'inefficacité des moyens médicaux m'ont obligé à intervenir chirurgicalement. A quelques mois de distance, j'ai pratiqué deux fois la néphrostomie chez la même malade pour des accidents que je n'ai pu rattacher à une lésion organique primitive. Je considérerai ces troubles mois de distance, j'ai pratiqué deux fois la néphrostomie chez vicié le fonctionnement vasculaire et sécrétoire du rein.

» Les accidents d'anurie ont ici dominé la scène, ils se sont présentés avec tous les caractères de l'anurie hystérique, bien qu'accompagnés de migrations calculeuses quotidiennes. La tolérance de l'organisme a dépassé les plus longs délais relevés dans l'anurie calculeuse. L'anurie aurait été bénigne sans la

lithiase carbonatée calcaire qui a évolué parallèlement. Le
calcul a paru être ici à la fois agent provocateur et effet de l'anurie, c'est lui, en somme, qui a déterminé l'intervention. La lithiase rendait la situation sans issue et l'urémie devenait fatale.
Je vais résumer brièvement cette observation et les réflexions
qu'elle m'a inspirées. Il s'agit d'une jeune fille de 20 ans qui a
déjà été opérée par moi pour des accidents d'anurie calculeuse
à forme anormale (Association française d'Urologie, 1899). Les
phénomènes qui ont suivi cette première intervention ont éclai-
ré la nature de ces premiers accidents et je puis aujourd'hui les
interpréter dans un sens plus précis. Dès le début, les accidents
d'anurie ont eu les caractères de *l'anurie hystérique*. Après
(avoir été précédés de polyurie ils ont duré plus d'un mois sans
urémie ; toutefois, l'émission de calculs quotidiens, les dou-
leus néphralgiques et surtout la cachexie menaçante, perte de
poids de 14 kilogrammes, imposèrent une première néphrostomie. La jeune malade fut guérie en 17 jours, mais un mois
après, elle récidive ; les coliques néphrétiques, la contracture
lombo-abdominale, l'anurie jointe à la rétention des quelques
grammes d'urine sécrétée, l'expulsion quotidienne des calculs
de carbonate de chaux avec milieu urinaire aseptique, les vomissements aqueux et finalement sanglants, font prévoir la né-
cessité d'une nouvelle intervention. La tolérance générale était
cependant extraordinaire à toutes les données physiologiques
acquises. Les précautions les plus rigoureuses furent toujours
prises pour éviter toute *supercherie*. Deux chloroformisations
amenèrent une débâcle urinaire de quelques heures. L'anurie
et les migrations calculeuses reprirent ensuite et durant plus
de 80 jours émission de 10, 20, 30, 50 grammes d'urine en 24
heures ; l'anorexie, la cachexie, les gastrorragies, l'expulsion
quotidienne et bi-quotidienne des calculs qu'il faut extraire de
l'urèthre imposent une seconde néphrostomie. Comme la première fois aucun calcul ne fut trouvé dans le bassinet, je ne

pus faire pénétrer une sonde de haut en bas. Il y avait cependant des graviers dans la partie inférieure de l'uretère, car la
malade était en pleine colique néphrétique lorsque je l'opérai.
Tous les accidents cessèrent et quelques semaines après, trois
calculs à facettes furent expulsés, mais cette fois la migration
calculeuse fit tomber la malade en léthargie, je la tirai de cet
état par la compression ovarienne. Une autre migration calculeuse produisit l'anurie du rein (300 grammes) non ouvert et du
côté ouvert toutes les urines passèrent par la fistule. Je pus ainsi
faire l'analyse des deux urines recueillies et constater que le
rein ouvert était azoturique, émettant 24 grammes d'urée, tan-
dis que l'autre n'en rendait que 7 grammes par litre. Les urines eurent bientôt repris les voies naturelles. Quelques jours
après, subitement polyurie de 4 litres avec urines graisseuses
analogues à du lait, débâcle phosphatique et uratique, 40 grammes d'urée en 24 heures, puis débâcle de carbonate de chaux.
Ces accidents cessèrent brusquement par un simple change-
ment de drain. Voulant maintenir le rein ouvert, je le drainai
avec un drain d'argent doré, pendant un mois. Un jour, pendant les règles, les urines ont passé complètement par le drain,
comme si l'ovaire congestionné avait comprimé l'uretère ; les
règles finies, l'urine a repris la voie naturelle. Le 2 mai 1900,
trois mois après l'opération, enlèvement du drain par la malade. Guérison parfaite et urines normales.

» Cette observation complexe m'a paru remarquable :

» 1° Comme type d'anurie réflexe et comme exemple d'hystérie interne provoquée ou entretenue par la migration calculeuse.

» 2° La lithiase carbonatée calcaire, inexplicable ici par l'état
des urines et de l'appareil urinaire a été à la fois l'effet et plus
tard la cause des troubles de la sécrétion rénale.

» 3° L'azoturie, la lipurie, ont évolué parallèlement aux phénomènes d'excitation rénale, elles ont cessé avec les causes de

cette excitation, elles laissent entrevoir des rapports physiologiques entre la fonction rénale éliminatrice de l'urée et les fonctions uropoiétiques;

» 4° Cette observation semble fournir quelques arguments à l'existence des nerfs sécrétoires du rein et d'une fonction régulatrice de la secrétion rénale, enfin, à la possibilité d'une sécrétion interne du rein, sécrétion antitoxique, telle que Brown-Sequard l'a démontrée en 1873.

» 5° Le bon effet, malheureusement transitoire, de la chloroformisation sur l'anurie, fait indiqué déjà par Israël, de Berlin, confirme la nature réflexe de l'anurie.

» 6° Le fait principal de cette observation est que tous les accidents ont cessé dès que le rein a été ouvert, la suppression de la tension intra-rénale n'a agi ici que par la suppression des réflexes moteurs et sécrétoires, elle a entraîné la guérison de la lithiase et de l'anurie. Ce titre de néphronévrose vaso-motrice appliqué à ces accidents complexes nous paraît légitimé. »

Il ressort de cette observation une première constatation, c'est que, tout comme dans les observations précédentes, nous avons affaire à une *malade hystérique*. L'auteur lui-même en convient, puisqu'il fait de l'anurie qu'elle présente, une anurie hystérique. D'ailleurs les exemples sont assez nombreux pour prouver qu'aucune anurie, de cause autre que celle due à l'hystérie, ne dépasse trois ou quatre jours, sans entraîner des accidents mortels, à moins qu'on n'intervienne chirurgicalement. Les vomissements aqueux, les gastrorragies, surtout cette léthargie dans laquelle tombe la malade, à la suite de l'expulsion des calculs, militent en faveur de l'hystérie.

Au point de vue des calculs, ceux rendus par la malade présentent deux particularités à signaler. Ils sont composés de *carbonate de chaux*, et ensuite ils sont fort *nombreux*. Or, nous avons montré précédemment combien étaient rares les calculs de carbonate et le peu de praticiens qui ont cru en trouver quelques exemples n'ont jamais pu observer chez leurs malades que deux ou trois calculs formés uniquement de cette substance. Il y a certes loin de ces faits aux 14 ou 15 calculs rendus quotidiennement et durant 80 jours par le malade d'Escat.

Ce fait a paru d'ailleurs bizarre à l'auteur lui-même, et lorsqu'il certifie que toutes les mesures étaient prises pour éviter de la part de la malade une supercherie quelconque, c'est qu'il avait le droit et le devoir de se méfier. Mais on sait combien les hystériques prennent du soin à déguiser leurs fautes, à les cacher ! Comment, par leurs récits mensongers, des actes insignifiants, une indifférence calculée, elles cachent une volonté ferme de faire tel ou tel acte qui les amuse ou qui les flatte. Aussi, malgré toutes les précautions prises, malgré toute la bonne volonté des surveillants appostés à cet effet, rien n'implique une certitude à cet égard.

Sans doute, la crise de lithiase urinaire s'annonce chez la malade d'Escat par des symptômes assez nets : coliques néphrétiques, contractures lombo-abdominales, rétention d'urine, tout fait penser à des calculs qui encombrent le rein et qui cherchent à se frayer un passage au travers des uretères. Mais que trouve l'auteur de notre observation lors des néphrostomies qu'il a faites ; rien qui vienne confirmer le diagnostic. *Aucun calcul ne se trouve dans le rein ni le bassinet ;* cependant la malade en rejette 14 ou 15 par jour. De plus, les calculs que l'on trouve dans le rein sont des calculs d'urate de chaux, d'oxalate de chaux, de cystine, etc... Les calculs de carbonate de chaux tout comme ceux de phosphate de chaux sont plutôt des calculs qui se forment dans la vessie et dans les urines septiques. Or, le milieu urinaire était aseptique, ainsi que l'indique Escat. Il n'était donc guère propice pour la formation des calculs. Que nous faut-il conclure alors. A la supercherie de la part de la malade ? Alors le cas est plus facilement explicable et rentre dans le même cadre que nos observations précédentes. Nous avons affaire ici aussi à une hystérique qui par désir de se rendre intéressante ou poussée par quelque passion inavouable s'introduit des cailloux dans l'urèthre. Poussant la dissimulation au plus haut degré, elle ne recule pas devant plusieurs opérations pour faire réussir son idée, et elle ne se trouve guérie que du jour où elle-même le croit ou bien veut l'être, jour où elle-même enlève le drain placé dans sa plaie. Quant aux coliques néphrétiques, aux vomissements, aux douleurs, etc..., elles rentrent dans le cadre des manifestations non convulsives ordinaires à l'hystérie.

Nous arrêtant à cette dernière opinion, l'on voit le peu de différence qui existe entre notre première observation et cette dernière ; dans les deux cas, nous avons affaire à des hystériques jeunes ; toutes les deux s'introduisent des cailloux dans l'urèthre, et loin d'avouer leur faute n'hésitent pas à se soumettre à une cruelle opération. Toutes les deux présentent des hémorragies, une anurie remarquable par sa durée et ayant tous les caractères de l'anurie hystérique, des douleurs lombo-abdominales, des hémorragies, etc... Pourquoi alors en faire deux cas séparés ?

Sans doute, le docteur Escat a une trop grande compétence en la matière pour que nous affirmions qu'il s'est laissé tromper. Mais du moment où son observation est appuyée uniquement sur la confiance témoignée aux surveillants de la malade et sur leurs dires, rien ne nous empêche, nous semble-t-il, d'émettre à notre tour l'hypothèse de la supercherie chez sa malade, et, par suite, d'ajouter cette observation intéressante à celles qu'à grand'peine nous avons rassemblées dans notre travail.

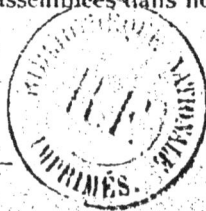

CONCLUSIONS

1° Lorsqu'on constate chez une hystérique des signes de gravelle, il faut penser à la possibilité d'une supercherie.

2° L'analyse chimique des calculs éclaire le diagnostic.

3° Une fois que le diagnostic a été nettement posé, il faut avertir la malade. Elle peut être alors considérée comme étant guérie de la gravelle, mais elle reste hystérique, et par conséquent, exposée à une nouvelle manifestation de la névrose.

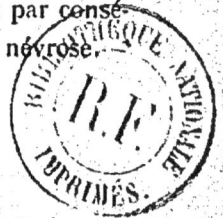

BIBLIOGRAPHIE

BOULOUYS. — Corps étrangers de la vessie chez la femme, Thèse de Montpellier, 1888-89.

CARRIÈRE. — Calculs vésicaux chez la femme, Thèse de Paris, 1885.

CIVIALE. — Traité de l'affection calculeuse. Paris, 1838, tome 1er.

CURTEL. — Calculs vésicaux chez la femme. Thèse de Paris, 1877.

DAGAVORIAN. — Etude sur l'étiologie et la pathogénie des calculs urinaires, Thèse de Paris, 1893.

DAGONET. — Traité des maladies mentales et nerveuses. Pages 481 à 493, 1894.

DIEULAFOY. — Manuel de pathologie interne. XIIIe édition 1901, tome III, p. 662 et suivantes.

DUBOIS. — De la formation des calculs urinaires. Thèse Montpellier, 1898-1899.

FALRET. — Maladies mentales et nerveuses. Paris, J. Baillère, 1890.

Pierre JANET. — Etat mental des hystériques. Paris, Rueff, 1894.

GILLES DE LA TOURETTE. — Traité clinique et thérapeutique de l'hystérie. Paris, Plon, 1891-1895.

GUITRY. — Des calculs vésicaux chez la femme. Thèse de Montpellier, 1899.

LAFFORGUE. — Des calculs vésicaux chez la femme. Thèse Paris, 1899-1900.

A. LEPELLETIER. — Bulletin de l'Académie de Médecine, 1847, pages 672 à 681.

LEROY D'ETIOLLES. — Traité pratique de la gravelle et des calculs urinaires, 1866, pages 91-145-194-195.

PAILLET. — Des corps étrangers de la vessie et de l'urèthre. Thèse Paris, 1852.

POULET. — Traité des corps étrangers en chirurgie. Paris, Doin, 1879.

QUENU ET O. PASTEAU. — Etude sur les calculs uréthraux chez la femme. Annales des organes génito-urinaires. Paris 1896, tome XIV, pages 289 à 236.

RIEGIE. — Calculs vésicaux chez la femme. Thèse de Paris, 1877.

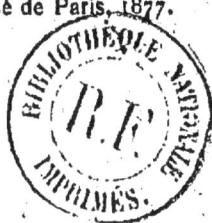

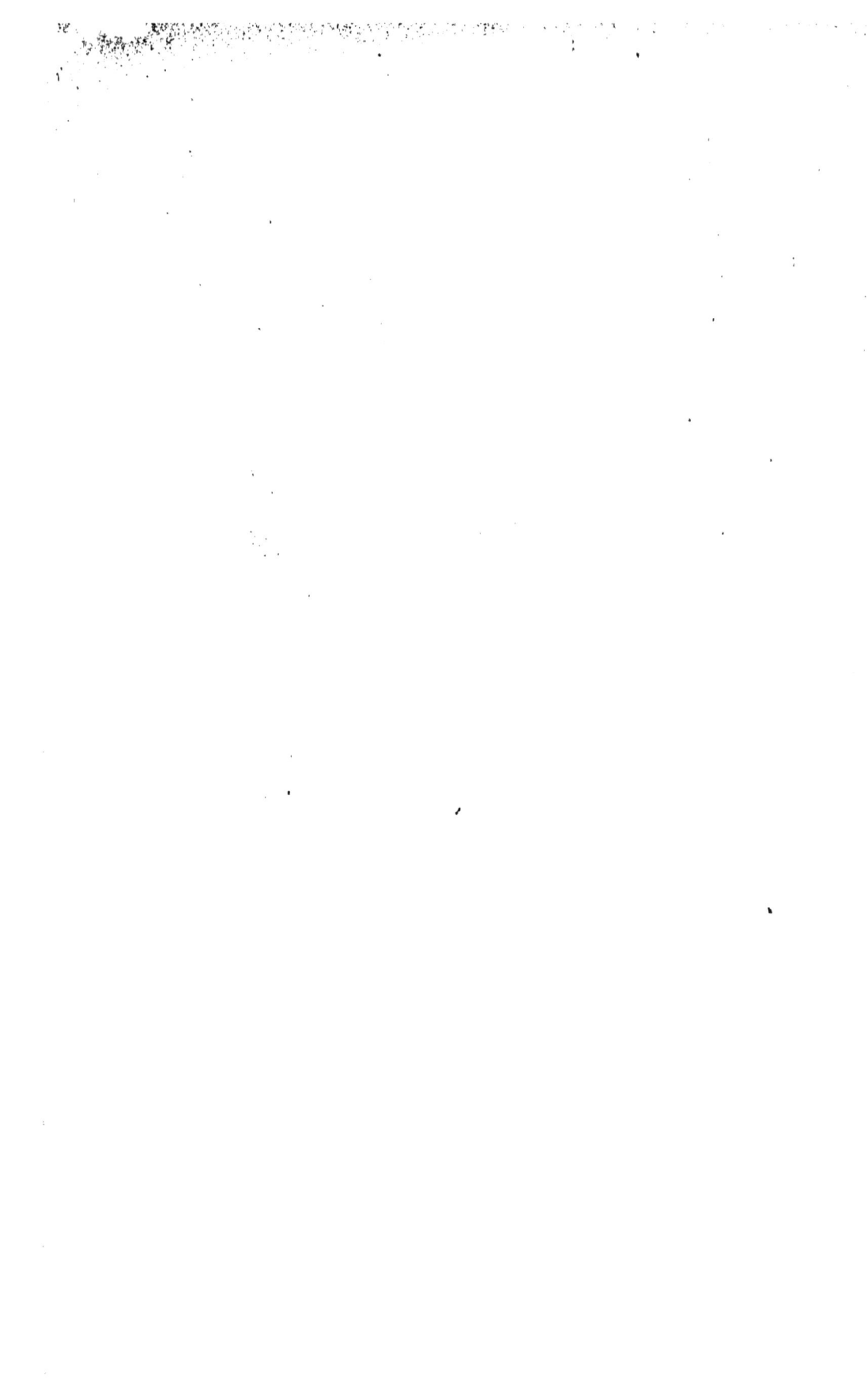